FACULTÉ DE MÉDECINE DE PARIS

ANNÉE 1921

THÈSE

N°

POUR

LE DOCTORAT EN MÉDECINE

PAR

J. SANARENS

Ingénieur Agronome, Licencié ès-sciences physique et chimie
Directeur du Laboratoire municipal et du Service de la Répression des Fraudes au Havre
Membre consultatif de la Commission Sanitaire de l'Arrondissement du Havre
Expert des Services scientifiques du Ministère de l'Agriculture

CONTRIBUTION A L'ETUDE

DE L'ÉTIOLOGIE DE LA FIÈVRE TYPHOÏDE AU HAVRE

ÉTUDES HYDROLOGIQUES

SUR

LES EAUX POTABLES DU HAVRE

II — Graphiques et Plans

Président :

M. LE DOCTEUR Léon BERNARD

Professeur d'Hygiène

SOCIÉTÉ COOPÉRATIVE « IMPRIMERIE DE L'UNION » — LE HAVRE

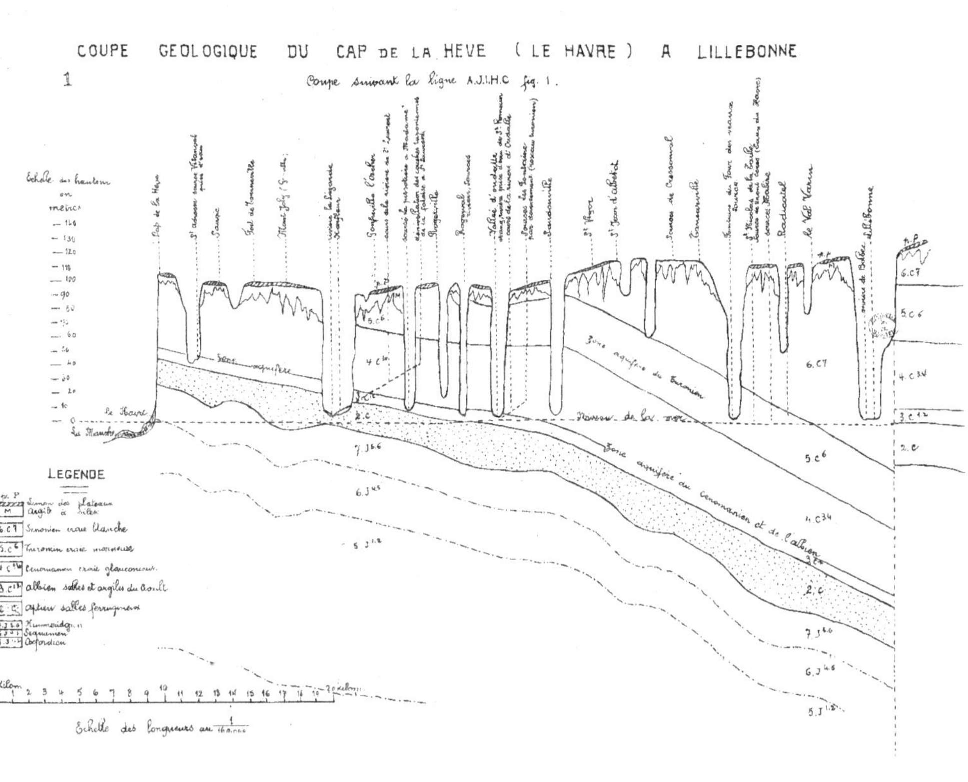
COUPE GEOLOGIQUE DU CAP DE LA HEVE (LE HAVRE) A LILLEBONNE
Coupe suivant la ligne A.J.I.H.C. fig. 1.
1
Echelle des hauteurs en mètres
140
130
120
110
100
90
80
70
60
50
40
30
20
10
0
Cap de la Hève
le Havre
La Manche
LEGENDE
Limon des plateaux
Argile à silex
Senonien craie blanche
Turonien craie marneuse
Cenomanien craie glauconieuse
Albien sables et argiles du Gault
Aptien sables ferrugineux
Kimmeridgien
Sequanien
Oxfordien
Echelle des longueurs au 1/160.000
0 Kilom 1 2 3 4 5 6 7 8 9 10 11 12 13 14 15 16 17 18 20 kilom

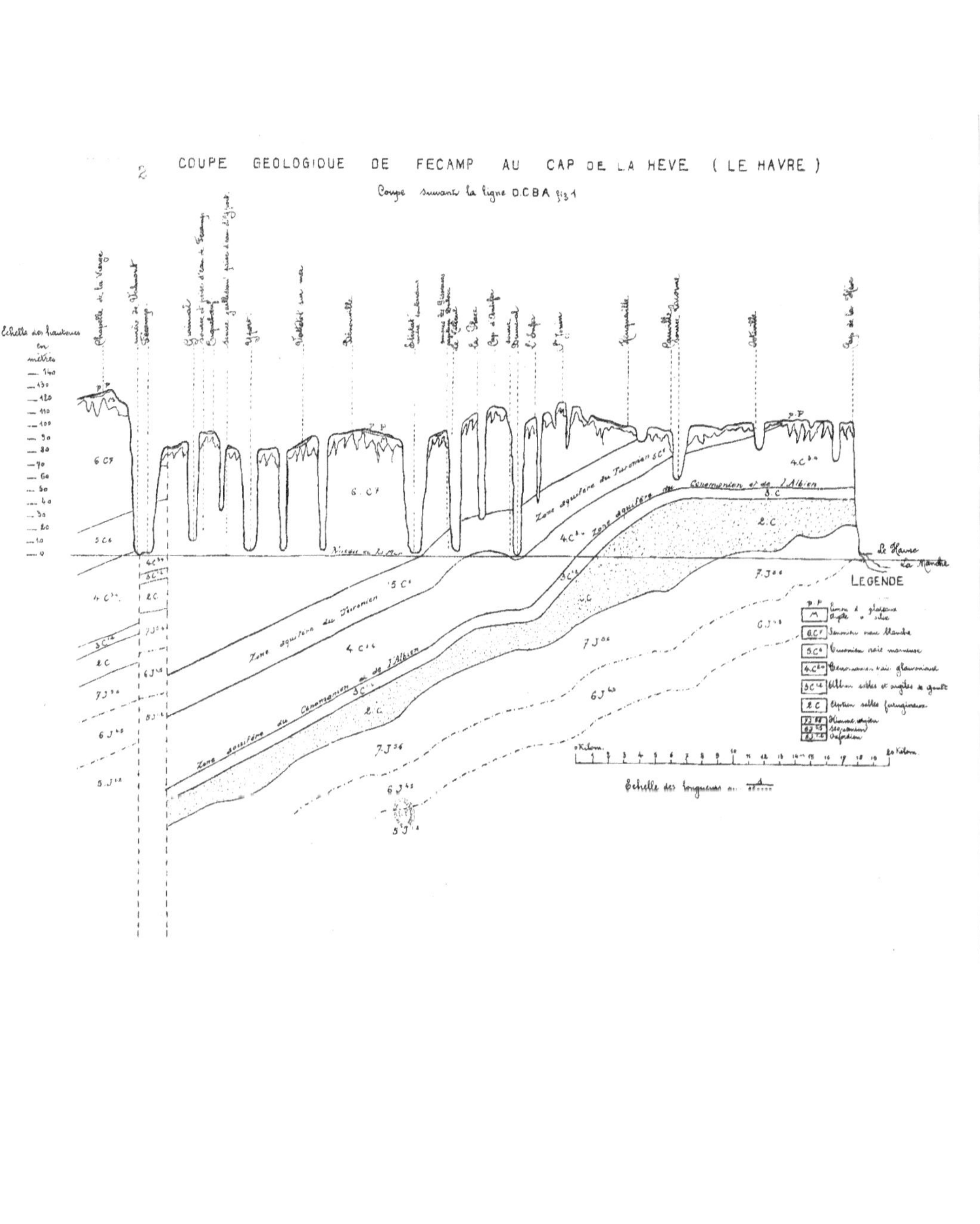

COUPE GEOLOGIQUE DE FECAMP AU CAP DE LA HEVE (LE HAVRE)
Coupe suivant la ligne D.C.B.A fig. 1
Echelle des hauteurs en mètres
140
130
120
110
100
90
80
70
60
50
40
30
20
10
0
LEGENDE
Echelle des longueurs
Echelle des longueurs au 1/80.000
Kilom.
La Manche
Le Havre
Niveau de la Mer

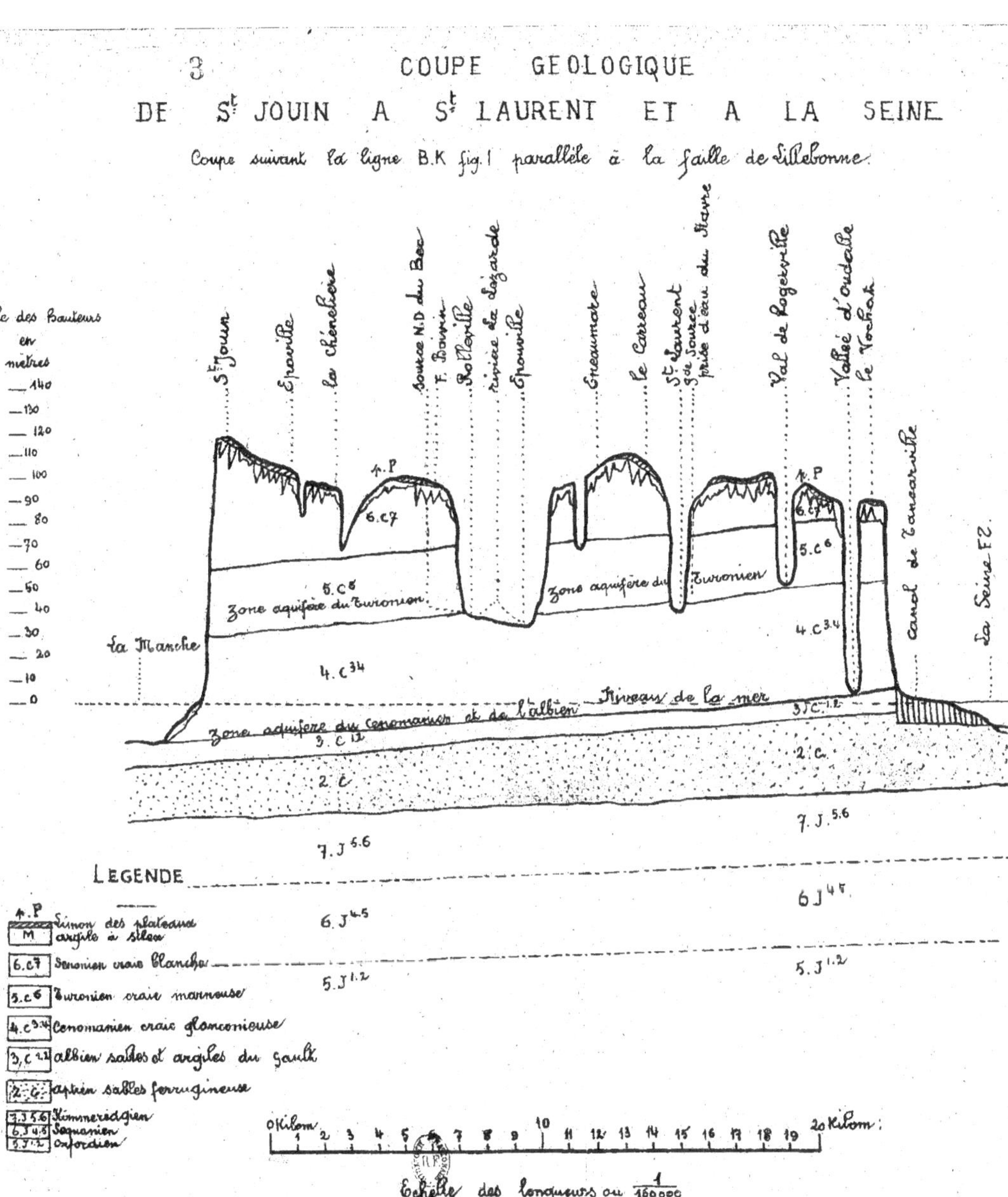
3
COUPE GEOLOGIQUE
DE St JOUIN A St LAURENT ET A LA SEINE
Coupe suivant la ligne B.K fig.1 parallèle à la faille de Lillebonne.

Echelle des hauteurs
en
mètres
140
130
120
110
100
90
80
70
60
50
40
30
20
10
0

La Manche

St Jouin
Epouville
La Chênelière
Source N.D. du Bec
F. Bourn
Rolleville
Épinée de Gogarde
Épouville
Gréaumare
Le Carreau
St Laurent
5e Source prise d'eau du Havre
Val de Rogerville
Vallée d'Oudale
Le Vochot
Canal de Tancarville
La Seine FE

4. P
6. C7
5. C6
Zone aquifère du Turonien
4. C34
Zone aquifère du Turonien
4. C3.4
5. C6
4. P
6. C7
Niveau de la mer
Zone aquifère du Cenomanien et de l'albien
3. C.12
3. C.12
2. C
2. C
7. J 5.6
7. J 5.6

LEGENDE

4. P   Limon des plateaux
M   argile à silex
6. C7 Senonien craie blanche
5. C6 Turonien craie marneuse
4. C34 Cenomanien craie glanconieuse
3. C24 albien sables et argiles du gault
2. C   aptien sables ferrugineuse
7. J 5.6 Kimmeridgien
6. J 4.5 Sequanien
5. J 1.2 Oxfordien

6. J 4.5
5. J 1.2
6 J 4.5
5. J 1.2

0 Kilom 1 2 3 4 5 6 7 8 9 10 11 12 13 14 15 16 17 18 19 20 Kilom
Echelle des longueurs ou 1/160.000

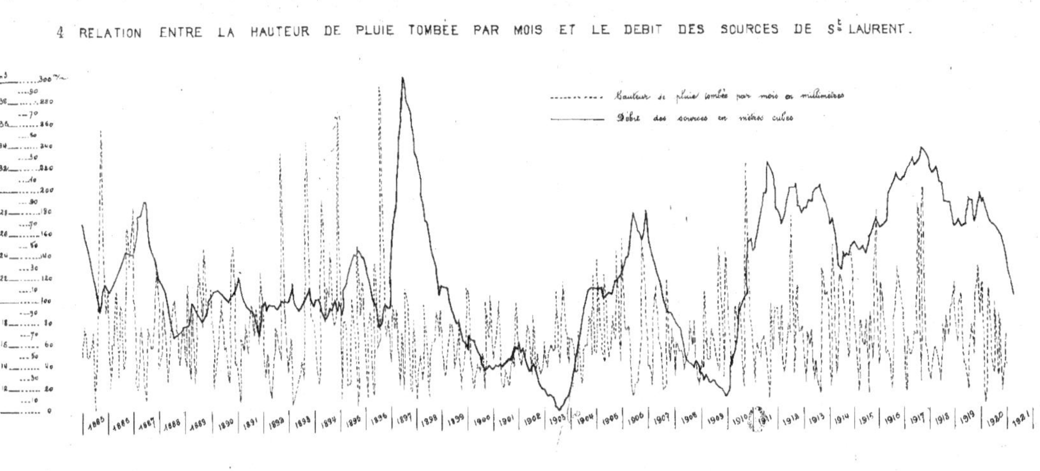
4 RELATION ENTRE LA HAUTEUR DE PLUIE TOMBÉE PAR MOIS ET LE DEBIT DES SOURCES DE St LAURENT.
Hauteur de pluie tombée par mois en millimètres
Débit des sources en mètres cubes
1885 1886 1887 1888 1889 1890 1891 1892 1893 1894 1895 1896 1897 1898 1899 1900 1901 1902 1903 1904 1905 1906 1907 1908 1909 1910 1911 1912 1913 1914 1915 1916 1917 1918 1919 1920 1921

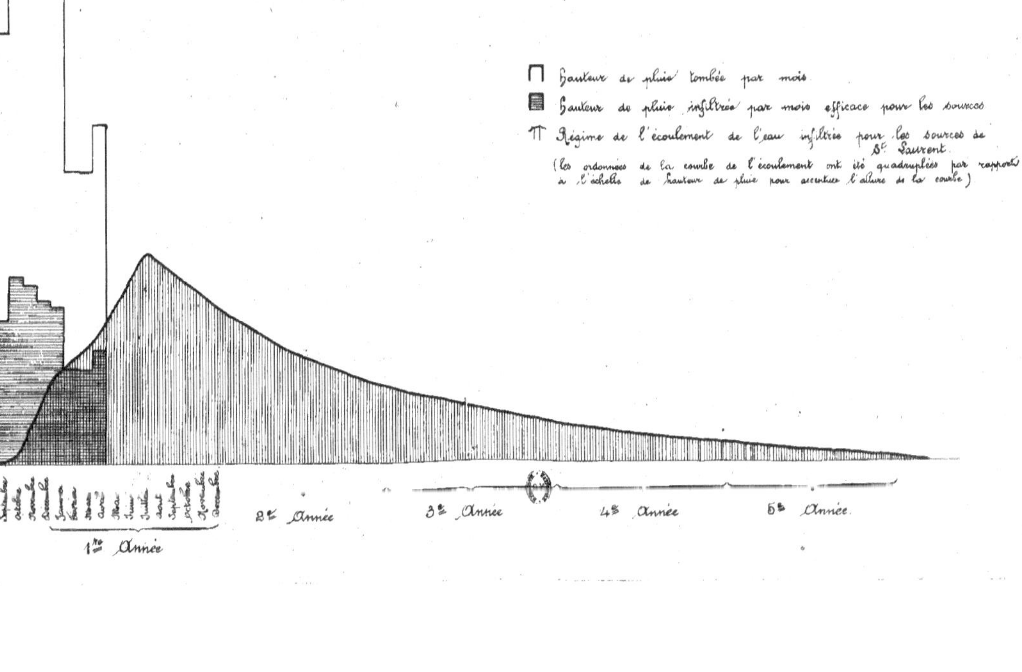

Hauteur de pluie tombée par mois.
Hauteur de pluie infiltrée par mois efficace pour les sources
Régime de l'écoulement de l'eau infiltrée pour les sources de
St Laurent.
(les ordonnées de la courbe de l'écoulement ont été quadruplées par rapport
à l'échelle de hauteur de pluie pour accentuer l'allure de la courbe)
1re Année
2e Année
3e Année
4e Année
5e Année

COURBE des VARIATIONS de la TEMPÉRATURE
EAUX de St LAURENT
C
Janvier
Février
Mars
avril
Mai
Juin
Juillet
Août
Septembre
Octobre
Novembre
Décembre
8°
Température de l'eau aux sources
Température de l'eau aux bornes fontaines
Température de l'air

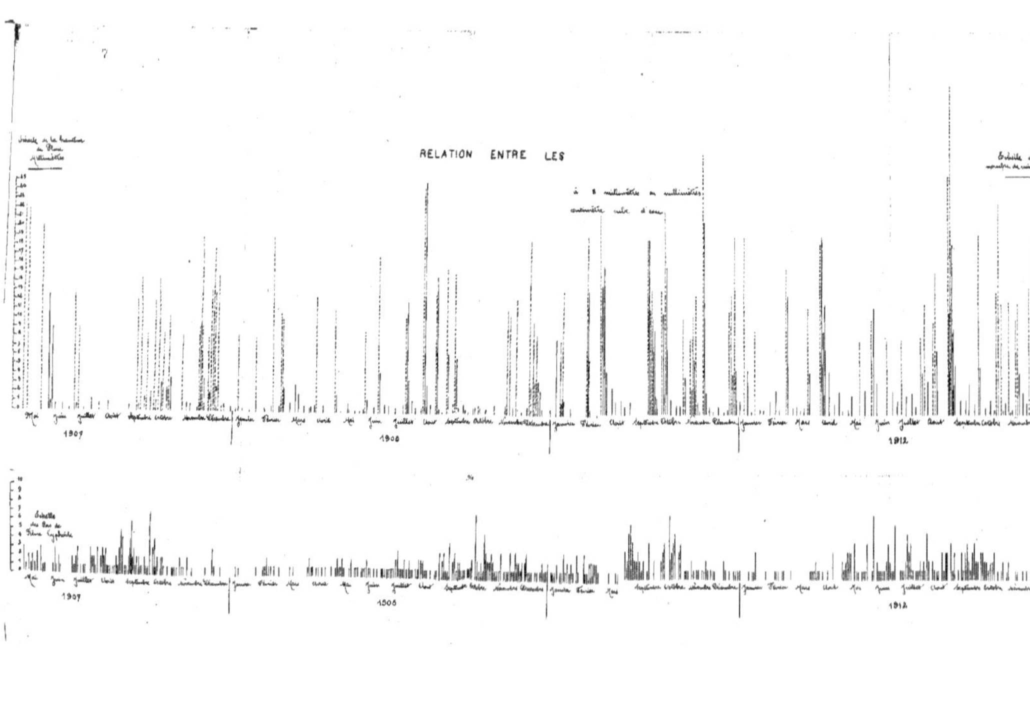

RELATION ENTRE LES
1907
1908
1912